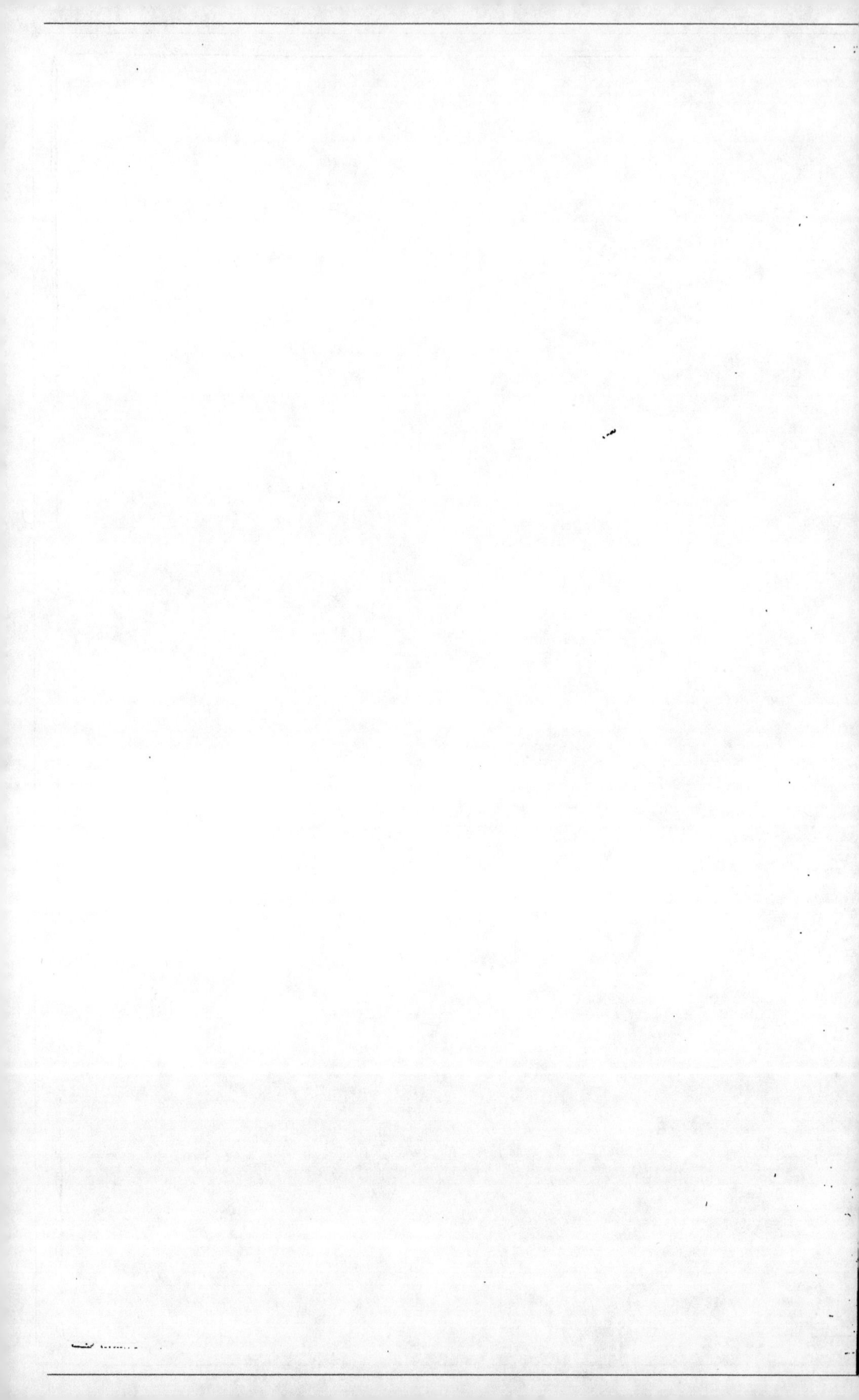

MÉMOIRE

SUR

LE ROLE DES VÉTÉRINAIRES

DANS

L'INSPECTION DES ABATTOIRS ET MARCHÉS

PAR

M. BAILLET, DE BORDEAUX

MÉMOIRE LU AU CONGRÈS NATIONAL DES VÉTÉRINAIRES DE FRANCE

Du 8 au 14 septembre 1878

PARIS

TYPOGRAPHIE ET LITHOGRAPHIE Vᵒˢ RENOU, MAULDE ET COCK

144, RUE DE RIVOLI, 144

—

1879

TYPOGRAPHIE ET LITHOGRAPHIE V^{es} RENOU, MAULDE, ET COCK, RUE DE RIVOLI, 144.

MÉMOIRE

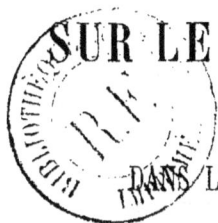

SUR LE ROLE DES VÉTÉRINAIRES

DANS L'INSPECTION DES ABATTOIRS ET MARCHÉS

MESSIEURS,

Parmi les questions que doit traiter notre Congrès, il en est une sur laquelle je vous demande la permission de dire quelques mots, comme étant de celles dont je me suis plus particulièrement occupé, je veux parler *du rôle que doivent jouer les vétérinaires dans l'inspection des abattoirs et marchés.*

Cette question, Messieurs, est particulièrement du domaine de la pratique; aussi, vous prierai-je de m'excuser si, dans le courant de ce Mémoire, ma personnalité est quelquefois mise en jeu; car, règle générale, je ne connais pas de meilleur moyen d'être utile à ses collègues que de faire appel aux diverses situations par lesquelles on a passé soi-même.

Je dois dire aussi tout d'abord, et pour bien préciser le but que je veux atteindre, que tout en acceptant le libellé de la troisième question du programme, j'ai pensé qu'il était permis d'en faire une application restreinte, et de n'entendre, sous le nom de *marchés*, que les grandes réunions de bestiaux placées à proximité des abattoirs publics, et dans lesquelles la boucherie vient, à des jours déterminés, faire les achats nécessaires à l'exploitation de son commerce, ou bien ces centres commerciaux où s'approvisionne le consommateur de viandes. C'est vous dire déjà qu'en écrivant ce Mémoire, j'ai cherché à réunir tout ce qui est essentiellement du ressort du vétérinaire joignant à son titre celui *d'inspecteur de la boucherie* ou *inspecteur des viandes*.

A ce point de vue, le rôle que doit avoir le vétérinaire est assez complexe. Intermédiaire entre l'autorité de laquelle il tient son mandat, et le public, dont il garantit jusqu'à un certain point la santé, il a aussi à tenir compte des intérêts du producteur, qu'il importe de ne pas éloigner des marchés d'approvisionnement par une rigueur excessive. Or, il n'y a que la fréquentation assidue d'un abattoir et de ses dépendances qui puisse enseigner à concilier ces intérêts divers.

Ne croyez pas, cependant, Messieurs, qu'en parlant de la sorte, il entre dans mes idées de faire du vétérinaire-inspecteur un homme essentiellement pratique, éludant complétement tout enseignement puisant sa source dans l'étude, dans les connaissances scientifiques. Loin de là. Mais je tiens à déclarer que si, en cette matière, nous n'avons pas, pour la plupart, acquis cette connaissance des animaux, cette appréciation si prompte et si hardie dont l'éleveur ou le boucher nous donne chaque jour une preuve évidente, c'est que nous nous sommes généralement tenus beaucoup trop à l'écart dans ces questions essentiellement pratiques.

C'est ici, Messieurs, qu'il importe de dire *pratique avec science*, et j'espère vous en donner la preuve plus loin; mais aussi j'ajoute : *pratique avec prudence*, avec ce discernement qui ne s'acquiert qu'à la longue et par la fréquentation suivie d'un abattoir. — Cela dit, je vais envisager le rôle du vétérinaire dans les différentes situations que j'ai fait pressentir.

Un principe me paraît, avant tout, dominer la question, à savoir que :

Le vétérinaire-inspecteur tient son pouvoir en vertu d'une véritable délégation que lui accorde l'autorité dont il émane. A Paris, le service de l'inspection des viandes est placé dans les attributions de la préfecture de police; en province, c'est à l'autorité municipale qu'il doit sa mission. Sous quelque forme qu'elle se présente, l'autorité, c'est le pouvoir établi, c'est la loi devant laquelle il faut s'incliner.

C'est donc en vertu de lois, arrêtés ou règlements que le vétérinaire-inspecteur est autorisé à exercer son mandat chaque fois que l'occasion s'en présente. Prenant ce principe pour base, il n'y a qu'à apprécier quels doivent être les rapports du vétérinaire avec l'autorité, lorsqu'il s'agit de l'application de ces lois, arrêtés ou règlements : 1° à l'hygiène générale des abattoirs ; 2° à l'acceptation ou au refus des animaux vivants conduits sur le marché d'approvisionnement ; 3° à l'acceptation ou au refus des viandes mortes. Je vais considérer successivement ces trois points :

1° *Rôle du vétérinaire-inspecteur de la boucherie au point de vue de l'hygiène générale des abattoirs.*

C'est au vétérinaire-inspecteur qu'il appartient d'appeler l'attention de l'autorité sur les dispositions intérieures d'un abattoir au point de vue de l'aménagement des étables, de leur aération, de leur entretien et de la nourriture des animaux appelés à y séjourner avant leur mise à mort ; c'est lui qui doit guider l'autorité dans les mesures à prendre pour la conduite ou le transport des bestiaux, soit sur le marché, soit à l'abattoir ; il doit lui indiquer les meilleurs modes d'abatage, et, en général, toutes les mesures à prendre en vue d'éviter l'application aux animaux de ces mauvais traitements dont, malheureusement, trop de bouchers ou conducteurs de bestiaux font usage. Y a-t-il lieu de craindre la propagation par les marchés de quelque enzootie ou épizootie ? Il doit en informer l'autorité, tout en lui indiquant les mesures préventives à employer. Son rôle encore est d'appeler l'attention de l'autorité sur les causes plus ou moins reconnues comme capables de favoriser ou d'entraver l'approvisionnement des marchés aux bestiaux, sur les fluctuations subies par le cours de la marchandise sur pieds, enfin, sur tout ce qui rattache, de près ou de loin, à l'élévation ou à l'abaissement des prix du bétail, toujours dans l'intérêt du consommateur. Je n'ignore pas, Messieurs, qu'à ces différents points de vue, le rôle du vétérinaire est quelquefois difficile ; il faut qu'il lutte contre des préjugés, trop souvent contre l'ignorance, si ce n'est même contre des intérêts engagés à des points de vue différents ; mais qu'importe, ainsi que le rappelait dernièrement un de nos confrères : *Le but suprême de la vie est l'accomplissement du devoir* ; et le devoir, pour ce qui nous concerne, trouve sa véritable définition dans ces belles paroles de M. Littré : « Le devoir est ce qu'on doit faire, ce à quoi l'on est obligé *par la loi* ou *par la morale, par son état* ou les bienséances. »

Remarquez, Messieurs, que lorsque je m'occupe de ce que j'appelle le *devoir* du vétérinaire-inspecteur, au point de vue des abattoirs et marchés au bétail, je ne prétends pas faire de cet employé un directeur ou administrateur d'abattoir ; je ne prétends pas lui donner à conduire la partie que j'appellerai commerciale, administrative de la chose. Il n'a que faire à s'occuper du nombre de bestiaux entrant, du nombre de sujets abattus, de l'entretien matériel de l'établissement, de la vente des fumiers et autres genres de travaux manouvriers qui sont bien plutôt du ressort d'employés spéciaux, de régisseurs, d'écrivains ou de commissions administratives spéciales ; mais ce que je prétends lui revenir de droit, c'est la surveillance générale de l'abattoir en matière d'hygiène, c'est une situation morale et matérielle qui le mette complétement au-dessus de tout le personnel de l'établissement, et cela parce qu'il est, de par sa situation scientifique, le seul à même de juger des conditions dans lesquelles doivent être placés les animaux à abattre, soit au point de vue de l'hygiène de ces animaux mêmes, soit au point de vue de la santé publique.

Cette appréciation du rôle revenant de droit au vétérinaire-inspecteur dans un abattoir avait déjà reçu une première sanction de la part d'une de nos grandes administrations municipales, je veux parler de celle de Bordeaux, qui, lorsqu'elle eut décidé, en 1872, la nomination au concours d'un inspecteur général du service des viandes, avait posé la question suivante aux candidats : *Dissertation orale sur un ou plusieurs sujets relatifs à la police des abattoirs, à l'hygiène des animaux de boucherie, à leur logement, à leur nourriture, à l'influence de leur mode de transport d'un lieu dans un autre, sur leur santé et sur l'état de leurs chairs.*

Et cette même autorité sanctionnait encore sa première idée en inscrivant dans l'acte de nomination de l'inspecteur nommé la clause suivante : « Le vétérinaire de la ville, inspecteur général du service des viandes, sera, en outre, chargé de la surveillance générale de l'abattoir public et du marché au bétail, au point de vue de la bonne tenue et de la propreté de ces établissements, de l'hygiène publique et de celle des animaux. Il devra rechercher et signaler à l'Administration les abus qui seraient commis et les améliorations qu'il croirait utile d'introduire dans le régime de ces établissements. »

Vous le voyez, Messieurs, la thèse que je soutiens est tellement juste, elle répond tellement bien à un sentiment général, qu'elle avait trouvé naturellement des défenseurs au sein d'une de nos plus grandes villes de France.

Malheureusement, Messieurs, les temps et les hommes sont changeants... Quelques années plus tard, ces sentiments faisaient place à d'autres moins favorables à notre profession. Il ne m'est pas permis de juger les motifs de cette seconde décision ; je me contenterai d'inviter notre Congrès à se prononcer hautement en faveur d'un principe qui touche au plus haut point à l'honneur et à l'avenir de l'une des branches de la profession vétérinaire, de demander, en un mot, que le rôle proprement dit d'hygiéniste, auquel se rattache tout ce qui a trait à la conservation des animaux en santé aussi bien que les différentes opérations et manipulations que doit subir la viande morte, rôle qui revient de droit au vétérinaire dans un abattoir, lui soit conféré par l'autorité, lorsque celle-ci aura décidé la création d'un service vétérinaire de l'inspection des viandes.

2° *Rôle du vétérinaire-inspecteur de la boucherie au point de vue de l'acceptation ou du refus des animaux vivants conduits sur le marché d'approvisionnement.*

Nous sommes ici, Messieurs, en présence d'un des côtés les plus délicats de la mission du vétérinaire-inspecteur de boucherie.

Sur le marché au bétail, l'inspecteur se trouve placé, dans bien des circonstances, entre deux courants opposés, savoir : d'une part, le vendeu ou son représentant qui s'efforce de faire croire à la qualité, *non douteuse* pour lui, et à l'état *sain* de sa marchandise, et, d'autre part, le boucher, qui s'habitue à compter sur l'appréciation, sur les connaissances spéciales du vétérinaire pour être sûr de n'acheter que de bonne et saine viande. Quoi qu'en dise le marchand, vous avez certainement compris, Messieurs, que la situation que je viens d'énoncer n'a réellement lieu, pour le vétérinaire-inspecteur, que lorsqu'il s'agit de bêtes douteuses ou malades; car, dans les autres cas, c'est-à-dire lorsqu'il s'agit de l'appréciation des qualités des animaux sains, le boucher est généralement beaucoup plus expérimenté que nous, et nous gagnons plus à son contact qu'il ne gagne au nôtre.

Cette manière de voir peut peut-être blesser l'amour-propre de certains d'entre nous; mais, pour ma part, il ne me répugne pas de faire ici un aveu de ce genre, parce qu'en somme nous ne pouvons ni ne devons être à la fois et vétérinaire et boucher. Que si cependant, et cela arrive quelquefois, car le boucher est quelquefois né malin, nous sommes consultés sur l'état de graisse, sur le rendement probable d'un bœuf, prenons pour règle d'être prudents, et de ne jamais nous prononcer sans avoir, au préalable, bien pesé toutes les conditions dans lesquelles se trouve l'animal en question, et, si faire se peut, celles dans lesquelles il a été produit, élevé et engraissé. On constate, en effet, à cet égard, des différences énormes dues à des influences d'*individualités* dont il importe de savoir tenir compte. — Mais je reviens à notre véritable rôle et je dis que, dans la plupart des cas, l'autorité a tracé les limites des attributions dévolues au vétérinaire-inspecteur sur le marché aux bestiaux, au moyen d'arrêtés ou de règlements spéciaux. Ces arrêtés ou règlements ne sont pas toujours exempts d'erreurs, et c'est à l'inspecteur qu'il appartient de signaler ces erreurs pour arriver à les faire abroger et remplacer par des dispositions meilleures.

Les exemples en la matière sont nombreux, mais je me contenterai de rappeler les inconvénients résultant, pour le commerce, des arrêts du Parlement de Paris (1699, 1702, 1743, 1780), établissant la légalité de la *garantie nonaire* en matière de vente d'animaux de boucherie, arrêts consacrés par l'ordonnance de police du 25 mars 1830 : le non sens résultant de l'inter-

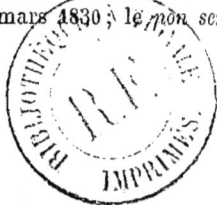

diction de mise en vente sur certains marchés de vaches reconnues *pleines de trois mois*, ou bien encore la fameuse clause suivante du cahier des charges réglant les conditions d'adjudication pour la fourniture des viandes à la troupe : « Les taureaux, lorsque la fourniture en aura été autorisée exceptionnellement, doivent être âgés de six ans au plus, *et n'avoir pas été affectés à la reproduction.* » Comme si le propriétaire d'un taureau le garde jusqu'à six ans simplement pour s'assurer *si habet magnos et pendentes!* Dans d'autres circonstances, ce n'est plus contre des dispositions légales que doit s'élever le vétérinaire-inspecteur, mais contre des *usages* établis par le commerce, et considérés par les tribunaux comme ayant force de loi. Tel est, par exemple, l'usage établi sur le marché aux porcs, à Bordeaux, à propos du langueyage des porcs¹, usage dont j'ai déjà eu l'occasion de parler, et ne tendant rien moins qu'à placer les acheteurs dans la triste situation de payer intégralement le prix de porcs reconnus ladres à l'abatage et saisis comme tels, sous le prétexte que ces acheteurs auront pris le soin de les faire langueyer en les achetant, et que le langueyage n'aura pas permis de rencontrer de cysticerque à la langue. Dans certaines localités enfin, le vétérinaire-inspecteur doit provoquer, de la part de l'autorité, la prise d'arrêtés jusqu'alors oubliés et fort utiles dans l'intérêt des animaux conduits sur les marchés, tels que pour la conduite, le déchargement, le pansage des bestiaux, et remarquons que, tout avantageux qu'ils sont pour les bestiaux, ces arrêtés ne le sont pas moins pour les marchands, dont la marchandise est ainsi devenue plus présentable et gagne à l'œil, et pour les bouchers, qui éprouvent aussi moins de pertes, de détériorations à l'abatage, et dont la viande se conserve mieux et plus longtemps.

Lorsque l'autorité a par avance délimité la nature des attributions du vétérinaire-inspecteur sur le marché aux bestiaux, elle a pris aussi ordinairement le soin de définir l'étendue de ces attributions, et pour vous en donner un exemple, duquel découle un véritable enseignement, je citerai l'arrêté qui m'est bien connu, concernant le marché aux bestiaux de la ville de Bordeaux ; mais avant, laissez-moi vous dire, Messieurs, que c'est là, sur le marché aux bestiaux, que commence réellement notre rôle professionnel, car c'est là que nous devons faire appel à nos connaissances spéciales et éviter de commettre une erreur d'appréciation dont les conséquences pourraient être graves au point de vue des intérêts du vendeur, de ce vendeur à l'égard duquel j'insistais, au commencement de ce travail, sur la nécessité d'user d'une grande circonspection. C'est sur le marché, autant au moins qu'à l'abattoir, que, par nos décisions que j'appellerai *pathologiques,* nous frappons le plus l'attention de ceux qui nous écoutent ; c'est là que nous pouvons, suivant que nous procédons sagement ou à la légère, nous élever ou nous abaisser considérablement dans l'esprit du nombreux personnel avec lequel nous avons affaire. C'est là, en un mot, que nous devons démontrer que, s'il est vrai que, d'une part, en nous prononçant sur l'état d'un animal et sur l'usage qu'il faut lui réserver, nous agissons avec le droit que donne une investiture officielle, d'un autre côté, nous n'opérons qu'en vertu de cette force morale autrement puissante que celle que donne l'autorité, la force qui découle de la science et qui a pour base l'équité.

C'est en partant de ce principe irréfutable que la ville de Bordeaux a reconnu au vétérinaire-inspecteur le droit de prendre des mesures spéciales à l'égard des animaux *douteux*, des animaux *malades* et des animaux *maigres* conduits sur le marché. Dans le premier cas, le vétérinaire est en droit d'exiger l'abatage des animaux à l'abattoir général; dans le second, les animaux doivent être séquestrés, et leurs propriétaires déférés, s'il y a lieu, aux tribunaux. Enfin, s'agit-il d'un animal maigre, celui-ci est remis à son propriétaire pour être reconduit immédiatement hors barrière. La première et la dernière de ces mesures sont équitables en ce sens qu'elles ne blessent les intérêts de personne, tout en garantissant la question d'alimentation proprement dite. Quant à la seconde mesure, celle qui consiste à décréter d'accusation les propriétaires qui auraient des animaux malades sur le marché, j'avoue que je n'en demanderais l'application que tout autant que ces animaux seraient atteints de l'une de ces maladies contagieuses dont la transmission est prompte et facile, comme le charbon, par exemple, mais, qu'en dehors de là, je ne fais aucun crime à l'éleveur ou au marchand qui conduit un animal malade sur le marché, maladie dont quelquefois même il ignore l'existence. Celui qui, en effet, agit de la sorte, n'est pas réfractaire à la loi, puisqu'il sait que l'animal qu'il amène sera soumis, sur le marché même, à une visite après laquelle il sera ou accepté ou refusé; j'ajoute que, d'autre part, la santé publique ne risque pas d'être compromise par la consommation dudit animal, puisque, de toute façon, il sera abattu à l'abattoir public, et sous les yeux du vétérinaire-inspecteur.

Au sujet des animaux maigres conduits sur le marché, on ne saurait trop s'assurer du degré réel de la maigreur et de la cause qui l'a provoquée. Cela est d'autant plus important qu'il existe, particulièrement dans les grandes villes, une classe de bouchers qui s'applique exclusivement à la recherche du mauvais bétail, qui trafique sur ce genre de commerce et qui, malheureusement, il faut l'avouer, se trouve encouragée dans ce genre de spéculation par certaines manières de faire émanant même quelquefois des plus hauts pouvoirs. Tel est, par exemple, le mode adopté par l'État pour la fourniture des viandes à l'armée.

Je sais, Messieurs, et je reviendrai tout à l'heure sur ce point, qu'il est un genre de maigreur avec lequel le vétérinaire peut quelquefois transiger; mais, en règle générale, je suis d'avis que ce vétérinaire sur qui, en somme, retombe la responsabilité morale inhérente à l'approvisionnement d'un marché en bestiaux, ne saurait prendre une attitude trop énergique lorsqu'il s'agit de lutter contre l'envahissement de ce marché par le bétail maigre et de mauvaise qualité.

Parmi les devoirs imposés par certains règlements, se trouve aussi l'obligation de ne laisser vendre par la boucherie aucune vache dont l'état de gestation est assez avancé pour être reconnu par l'examen extérieur de l'animal. Une prescription de ce genre serait évidemment très-bonne, s'il était démontré qu'elle eût pour conséquence de conserver à la vie des veaux sacrifiés avant terme par l'abatage même des mères. Mais vous conviendrez avec moi, Messieurs, que, pour que ce résultat fût atteint, il faudrait qu'en vertu, non plus d'un simple arrêté municipal, mais bien d'une véritable loi, l'abatage des vaches reconnues pleines fût défendu dans toute l'étendue du territoire français ; car, prescrire cette défense dans une seule localité, c'est nuire à l'approvisionnement de cette localité à l'avantage des localités voisines où cette mesure n'existe pas. J'ajoute même qu'une interdiction de ce genre, limitée au marché d'une ville, aurait pour effet de priver inutilement cette ville de la perception des droits d'abatage pour les vaches pleines, et d'exposer même sa population ou la population voisine à consommer la viande des veaux morts-nés introduite et vendue par une voie frauduleuse. Jusqu'à nouvel ordre, Messieurs, il me paraît donc sage au vétérinaire-inspecteur de laisser conduire sur les marchés d'approvisionnement des vaches pleines, à quelque degré que ce soit, d'autant mieux que nous savons tous que, dans bien des cas, l'engraisseur livre sa vache au taureau pour apaiser son ardeur génitale, et, par cela même, en favoriser l'engraissement.

J'aurais certainement d'autres sujets sur lesquels je pourrais appeler encore votre attention, à propos du rôle du vétérinaire-inspecteur dans les marchés aux bestiaux ; mais je ne veux pas abuser de votre complaisance, d'autant qu'il me tarde d'entreprendre la troisième et dernière partie de ce travail, celle relative au rôle du vétérinaire dans l'inspection des viandes mortes, pour ensuite émettre des conclusions dont vous apprécierez la valeur.

3° *Rôle du vétérinaire dans l'acceptation ou le refus des viandes mortes.*

La situation que je me suis déjà créée aux yeux de mes collègues, par la publication d'un *Traité de l'inspection des viandes de boucherie,* pourrait peut-être me dispenser d'entrer dans de longs détails sur cette dernière partie ; car vous connaissez déjà tous à peu près ma manière de voir à ce propos. Cependant, je ne puis n'en pas dire un mot, ne fût-ce que pour préciser la situation que doit faire au vétérinaire l'autorité avec laquelle il est appelé à avoir des rapports.

Ici, Messieurs, l'autorité, quelle que soit la forme qu'elle revête, qu'elle soit civile ou militaire, impose au vétérinaire qu'elle consulte une mission que l'on peut résumer en ces quelques mots : *Ne laisser jamais vendre, pour être livrée à la consommation, de viande dont la valeur nutritive ou la nature intime soit altérée ou modifiée par un épuisement complet ou par un état maladif du sujet qui la fournit.* Il répugne, en effet, au consommateur, quoi qu'on en puisse dire, de savoir qu'il est exposé à faire usage de la viande très-maigre ou de la viande malade.

Toutes les belles paroles, toutes les assertions émises n'ont pas réussi à vaincre cette répugnance du public ; mais je n'en aperçois pas moins déjà d'ici, Messieurs, l'opposition que s'apprêtent à me faire quelques-uns d'entre vous en m'entendant afficher cette prétention que la viande trop maigre doit être soustraite de la consommation.

Pourquoi, dira-t-on, quand la viande est maigre, mais saine, s'opposer à ce qu'elle soit consommée? Eh mon Dieu! Messieurs, je ne discuterai pas ici, car ce n'est pas la place, sur la valeur nutritive des viandes grasses ou maigres ; je vous dirai simplement qu'aussi forte que soit votre argumentation, vous n'empêcherez jamais le monde d'être monde, et l'estomac de l'ouvrier, dont vous prétendez plaider la cause, d'être aussi exigeant, plus exigeant même que celui du bourgeois ou du millionnaire. Et puisque aussi bien vous voulez vous faire les défenseurs de la viande maigre, dites-moi pour quels motifs les administrations en général, hospices, lycées, intendances militaires, s'appliquent, dans les différentes adjudications qu'il leur incombe de provoquer, à stipuler que la fourniture des viandes devra se faire en marchandise *saine et de bonne qualité?* pourquoi, par exemple, le cahier des charges pour la fourniture des viandes fraîches à la troupe, s'exprime-t-il de la façon suivante : « *La viande doit provenir d'animaux bien conformés, parfaitement sains, dans la force de l'âge, bien en chair et* CONVENABLEMENT GRAS? » Or, Messieurs, quand on songe que le Gouvernement qui parle de la sorte, paie la viande à raison de 55 *ou* 60 *centimes* la livre, ne peut-on pas se demander pourquoi l'ouvrier, qui ne la paie pas moins, et quelquefois plus, n'aurait pas droit aussi à de la viande provenant d'animaux bien en chair et *convenablement gras.* Donc, en dehors de la démonstration fournie par l'analyse sur la non-valeur des viandes maigres, se placent les exigences naturelles du consommateur, exigences auxquelles ne saurait se soustraire le vétérinaire-inspecteur sans s'exposer à être taxé de complaisance ou de malhonnèteté.

Cependant, je reconnais qu'il est des circonstances dont il faut savoir tenir compte dans l'acceptation ou le refus des viandes maigres, telle est, par exemple, la maigreur consécutive à une privation alimentaire longtemps continuée, qu'il faut savoir distinguer de la maigreur occasionnée par une affection chronique ou constitutionnelle. Je reconnais aussi que la cherté excessive du bétail nous oblige quelquefois à fermer un peu les yeux sur la maigreur. Mais, règle générale, je crois que le vétérinaire-inspecteur devra s'opposer, autant que possible, à l'abatage des animaux trop maigres et à la vente de la viande trop maigre, et qu'en agissant de la sorte, tout y gagnera, son prestige personnel aussi bien que la santé des consommateurs. Raisonner autrement, Messieurs, c'est ne pas connaître la situation faite, en général, au vétérinaire-inspecteur.

Quant à la viande provenant d'un sujet malade, elle n'a acquis de propriétés capables de la faire rejeter de la consommation que tout autant que, soit par sa nature, soit par son caractère de chronicité, la maladie a profondément intéressé l'organisme dudit sujet. Ce n'est pas ici le lieu de traiter des altérations que peuvent engendrer dans la viande les diverses maladies comprises dans le grand cadre nosologique ; je me contenterai, à ce propos, de résumer ma pensée en disant que ce que l'on demande à la viande, c'est de concourir, par son état, à l'entretien de la santé ou au relèvement des forces épuisées, et que le seul moyen pour qu'il en soit ainsi, c'est de ne laisser consommer que de la viande dont il soit permis de constater la bonne qualité et l'état sain.

Remarquez, du reste, Messieurs, que c'est là ce qu'attendent du vétérinaire et l'autorité et le consommateur, l'autorité aimant à cacher sa responsabilité derrière le diplôme de capacité du vétérinaire, le consommateur s'habituant facilement à trouver dans ce même diplôme la garantie dont il croit avoir besoin à l'égard du boucher.

Mais, pour posséder la force morale qu'imposent au vétérinaire des exigences de ce genre, il faut qu'il lui soit fait une situation qui le mette à l'abri contre toutes les attaques dont il peut être l'objet, c'est-à-dire une situation *nettement définie* et *nettement acceptée* par l'autorité. Pour comprendre la résistance que le vétérinaire peut rencontrer dans l'exercice de ses fonctions, il faut savoir qu'il y a dans tout abattoir deux classes de bouchers bien distinctes. Les uns, habitués à n'abattre que de belle marchandise, ne peuvent pas comprendre qu'on tolère la mise à mort d'animaux de qualité inférieure, et sont tentés très-souvent d'accuser le vétérinaire d'être trop coulant pour la petite boucherie ; les autres, au contraire, accusent le vétérinaire d'un excès de sévérité, lorsque celui-ci s'oppose à l'abatage d'animaux inférieurs ou prononce la saisie d'animaux malades. Les premiers, moins exposés aux rigueurs de l'inspection, trouvent que le vétérinaire-inspecteur n'en fait pas assez ; les seconds trouvent, au contraire, qu'il en fait trop, et, comme le public a naturellement tendance à croire toujours qu'on le laisse *empoisonner,* il en résulte qu'il admet volontiers l'interprétation de la bonne boucherie, interprétation qui fait dans la foule comme une véritable traînée de poudre au bout de laquelle le vétérinaire-inspecteur est accusé de s'entendre avec la boucherie inférieure pour tromper le consommateur. Trop heureux est-il, ce vétérinaire, s'il ne se trouve pas au sein des agents de l'autorité, quelque âme charitable pour se faire l'écho de ces doléances auprès de l'autorité même.

Ne croyez pas que j'invente, Messieurs ; ce que je vous dis là est l'expression de la vérité vraie. Que ceux d'entre vous, Messieurs, qui aspirent à devenir inspecteurs de la boucherie, me permettent de leur dire : Dans le métier, tout n'est pas rose, et quelque honnête que vous soyez, vous trouverez toujours des gens prêts à suspecter votre honorabilité. Mais qu'importe, vous aurez toujours à votre disposition deux moyens de défense qu'il n'est pas donné à tout le monde de posséder : d'une part, la *science*, au nom de laquelle vous agirez ; d'autre part, votre *conscience* à l'abri de tout reproche, et qui, par cela même, n'autorise qui que ce soit à douter de votre jugement. Ainsi que je l'ai dit ailleurs, Messieurs, il y a dans le vétérinaire chargé de l'inspection des viandes deux individualités différentes, l'une qui *peut se tromper*, parce que l'infaillibilité en matière scientifique n'est pas de ce monde ; l'autre, qui *ne doit pas se tromper*, parce qu'elle agit au nom de l'autorité, et que, si l'autorité l'abandonne, le rôle d'inspecteur des viandes n'a plus sa raison d'être et ne saurait, en effet, résister aux mille difficultés qui naissent à chaque intant sous les pas de ce fonctionnaire. C'est en partant de ce principe que je crois le rôle du vétérinaire-inspecteur d'autant plus facile et d'autant plus sérieux qu'il est revêtu de l'*inamovibilité*, que seule la nomination au concours est capable de lui donner. *Inamovibilité* et *concours*, voilà deux mots qui ne vont pas l'un sans l'autre ; car ils ont pour avantage de garantir tous les intérêts, aussi bien ceux du vétérinaire lui-même que ceux du producteur et du consommateur.

Je n'ignore pas, Messieurs, que, dans ces derniers temps, il s'est produit de grandes récriminations à propos du principe de l'*inamovibilité* appliqué aux emplois salariés par l'État ou par les villes ; mais je me sens à l'aise pour parler de ce principe, car le vétérinaire-inspecteur des viandes occupe une situation complétement étrangère à la politique, et ne saurait, par cela même, être assimilé aux personnages politiques quels qu'ils soient. *Faire bien et dans l'intérêt de tous*, tel est son rôle, et vouloir en sortir à l'avantage ou au détriment d'un mouvement politique quelconque, serait contraire aux intérêts qui lui sont confiés. Il est, avant tout, homme de science, et tout homme dont l'esprit et le temps sont absorbés par les travaux scientifiques, m'a toujours paru avoir fort peu de temps à consacrer aux questions étrangères à ces travaux. Donc, Messieurs, l'inamovibilité du vétérinaire-inspecteur des viandes me paraît indispensable, et cette inamovibilité ne peut résulter que d'une nomination par voie de concours, voie à laquelle je vous demande d'accorder votre adhésion. Mais, dira-t-on, pour admettre le principe de la nomination au concours, il faut au moins qu'au poste de vétérinaire-inspecteur se rattachent des avantages pécuniaires sérieux qu'il paraît difficile ou même impossible d'accorder dans certaines conditions données.

Je partage cette manière de voir; aussi suis-je disposé à admettre une véritable organisation du service de l'inspection des viandes en France, analogue à l'institution du service sanitaire dont vous vous occupiez hier, se reliant même à ce dernier par un mélange des attributions dévolues dans l'un et l'autre cas, faisant à la fois, en un mot, dans les localités où les administrations municipales ne peuvent créer de service spécial d'inspection des viandes, du vétérinaire s'occupant du service sanitaire, un vétérinaire-inspecteur de la boucherie auquel seraient soumises les grandes difficultés soulevées par la mise en vente de viandes insalubres. L'idée que je viens d'émettre mérite, je crois, d'être étudiée sérieusement, et je ne doute pas que, dans l'intérêt de la profession vétérinaire, vous lui accordiez un bienveillant accueil.

Je termine ici, Messieurs, ce long travail, beaucoup trop long sans doute; car je crains d'avoir abusé de votre patience et de votre temps précieux; permettez-moi seulement de poser quelques conclusions.

Conclusions. — Il résulte des développements qui précèdent, que le vétérinaire appelé par l'autorité à remplir la mission d'*inspecteur de la boucherie,* exerce ce mandat en vertu des connaissances spéciales que lui reconnaît son diplôme, et qu'à ce titre, il doit jouir d'une situation telle, soit à l'abattoir, soit sur les marchés, qu'il soit toujours assuré de rencontrer de la part de l'autorité tout l'appui effectif et moral qui lui est nécessaire.

Par ces motifs, je vous propose, Messieurs, d'émettre le vœu :

1° Que le rôle de vétérinaire-inspecteur de la boucherie, soit, pour toutes les circonstances données, assez *nettement établi* et assez *nettement défini* pour permettre à ce fonctionnaire de surmonter toutes les difficultés qu'il est susceptible de rencontrer dans l'exercice de ses fonctions;

2° Que, par cela seul que sa mission repose sur les connaissances spéciales qui lui appartiennent, ce vétérinaire jouisse de toute l'indépendance morale et effective que l'on doit accorder aux hommes à la fois instruits et honnêtes;

3° Qu'en vertu de ce principe, le vétérinaire-inspecteur des viandes soit tenu, dans le cas de constatation de lésions pathologiques caractéristiques de maladies contagieuses, d'en informer immédiatement l'autorité, après s'être enquis du lieu de provenance des animaux malades;

4° Que l'autorité, *sous quelque forme qu'elle se traduise,* ne prenne aucune détermination, ne prononce aucun jugement sans avoir, au préalable, fait appel aux lumières du vétérinaire-inspecteur, dans toutes les circonstances où elle devra se prononcer sur une question intéressant l'appréciation des viandes vivantes ou mortes ;

5° Que dans toutes les villes de France assez importantes pour organiser un service régulier d'inspection des viandes, ce service soit créé et confié à un médecin-vétérinaire ;

6° Que dans les villes d'importance moindre et dans les communes rurales, le service de l'inspection des viandes se confonde avec le service sanitaire organisé d'après les bases arrêtées par notre Congrès ;

7° Enfin, que les vétérinaires aspirant, dans les localités importantes, au titre d'inspecteurs de la boucherie, n'obtiennent ce titre qu'au concours, seul moyen de jouir de l'*inamovibilité* indispensable au bon fonctionnement du service, et qu'en conséquence, il leur soit attribué des émoluments en rapport avec la nature et l'importance des services qu'ils sont appelés à rendre.

Telles sont, Messieurs, les conclusions que j'ai l'honneur de vous soumettre, tout en vous remerciant de la bienveillante attention que vous avez daigné m'accorder pendant la lecture de ce travail.

Le Congrès, considérant l'importance du travail de M. Baillet, décide, à l'unanimité, que ce travail sera publié *in extenso* dans le *Bulletin du Congrès*.

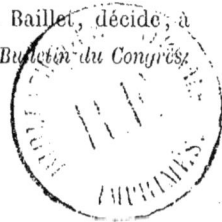

PARIS. — TYPOGRAPHIE ET LITHOGRAPHIE Vᵉˢ RENOU, MAULDE ET COCK

144, RUE DE RIVOLI, 144. — 99286

304

www.ingramcontent.com/pod-product-compliance
Lightning Source LLC
Chambersburg PA
CBHW070217200326
41520CB00018B/5674